# DE L'ACTION PHYSIOLOGIQUE

DE

# L'EXALGINE

ET DE SON

## EMPLOI EN THÉRAPEUTIQUE

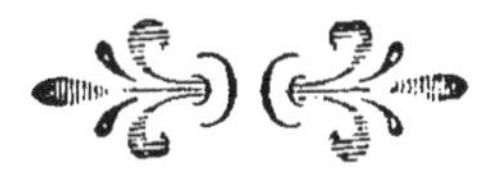

PARIS
IMPRIMERIE E. BUTTNER-THIERRY
34, RUE LAFFITTE, 34

—

1892

# DE L'ACTION PHYSIOLOGIQUE

DE

# L'EXALGINE

ET DE SON

## EMPLOI EN THÉRAPEUTIQUE



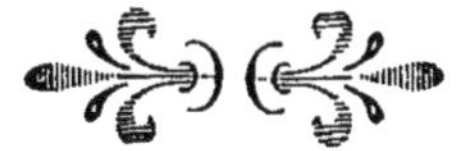



PARIS
IMPRIMERIE E. BUTTNER-THIERRY
34, RUE LAFFITTE, 34

1892

# DE L'ACTION PHYSIOLOGIQUE

DE

# L'EXALGINE

ET DE

# *SON EMPLOI EN THÉRAPEUTIQUE*

## CHAPITRE I

### Considérations générales sur l'Exalgine

Depuis un certain nombre d'années la pharmacologie a subi une évolution profonde et que l'on peut considérer comme définitive. Les préparations médicamenteuses complexes ont fait leur temps. Alors que nos devanciers, privés des lumières que nous fournit la thérapeutique expérimentale, accumulaient dans une même préparation, à côté du médicament devant jouer le rôle principal, un certain nombre de substances secondaires destinées à en exalter ou à en modérer l'effet, actuellement les médecins soucieux de voir clair dans leur thérapeutique, simplifient leurs prescriptions et les réduisent à un petit nombre de médicaments, de composition définie et dont l'action physiologique a été expérimentalement et cliniquement établie.

Ce serait un véritable hors-d'œuvre que de faire le procès de la polypharmacie. Celle-ci, pendant des siècles, a été la règle de tous les médecins du monde. Les idées qui l'avaient inspirée étaient en harmonie avec le développement des sciences chimiques et biologiques restées si longtemps stationnaires. Avec Lavoisier nous voyons les méthodes scientifiques devenir plus rigoureuses et partant plus fécondes. La physiologie, les recherches expérimentales d'ordre biologique, subissent également l'orientation que leur avait imprimée l'illustre savant, toutefois, il faut arriver jusqu'à Claude Bernard pour voir l'avènement dans les recherches physiologiques de la méthode rigoureuse inaugurée par Lavoisier.

On ne transforme point en un jour des traditions plusieurs fois séculaires. L'œuvre de Claude Bernard et de ses élèves n'a point, d'un seul coup, réuni tous les suffrages. Il y eût des résistances, il y en a encore.

C'est en vain qu'après les travaux de l'illustre physiologiste, qu'après les remarquables analyses expérimentales de Vulpian, la jeune école proclamait qu'à un médicament simple et chimiquement défini, correspondait une action physiologique, toujours identique à elle-même; c'est en vain que dans les laboratoires on démontrait qu'un même médicament pouvait contenir des principes actifs, jouissant d'une action physiologique contradictoire. Les polypharmaques, battus sur le terrain de l'expérimentation, se rejetaient sur l'observation clinique pure. Mais sur ce terrain aussi, la thérapeutique expérimentale a triomphé, en montrant que les propriétés fondamentales des principes actifs des médicaments se manifestaient aussi bien chez l'homme que chez les animaux, et que s'il était imprudent parfois d'appliquer d'emblée à l'homme les résultats fournis par l'expérimentation, il était tout à fait irrationnel d'administrer directement à un malade un médicament complexe, dont on ignorait absolument le mode d'action sur l'organisme humain, à l'état de santé ou de maladie.

Tout conspirait, du reste, en faveur des idées modernes si brillamment inaugurées par le génie puissant de Claude Bernard.

Comme si la nature, si riche pourtant en substances médicamenteuses variées, que l'on ne peut concevoir qu'on puisse jamais les connaître et les utiliser toutes, devait un jour s'épuiser, Berthelot, en créant la méthode synthétique, ouvrit aux chercheurs un monde si vaste, un chiffre si incalculable de corps nouveaux, qu'il est permis de croire que l'homme devenu créateur à son tour, trouvera toujours devant lui des champs nouveaux à explorer.

L'impulsion est donnée. A côté des alcaloïdes, à côté des combinaisons chimiques nettement définies, nous voyons monter à l'horizon scientifique l'immense pléiade des corps préparés par synthèse, c'est-à-dire par la combinaison directe des éléments fondamentaux.

Est-ce à dire que tous les corps sortis de nos laboratoires joueront tous un rôle quelconque dans la thérapeutique? Ce serait folie de le croire, mais ils constitueront une mine inépuisable d'où le génie des chercheurs pourra, de loin en loin, faire jaillir une lumineuse découverte.

De même que le chimiste peut à l'avance déterminer les propriétés physiques et chimiques d'un groupe de corps, uniquement par leur constitution moléculaire, de même aussi le physiologiste, dans un certaine mesure, déduit les propriétés thérapeutiques probables de ces mêmes corps, par la présence ou l'absence dans leurs éléments constitutifs de tel ou tel radical. C'est à l'expérimentation qu'il appartient en dernier ressort de vérifier ou d'infirmer ces *a priori*.

Parmi les corps nombreux sortis de toutes pièces de nos laboratoires, nous citerons ceux empruntés à la série aromatique. C'est à cette série que nous devons les phénols, les napthols, l'aniline et ses dérivés, la kaïrine, la thalline, la diméthyloxyquinisine ou antipyrine, l'acétanilyde ou antifébrine, la pyrodine, l'acétaphénéthydine ou phénacétine, la méthylacétanilide ou *Exalgine*. Parmi ces corps il en est qui ont rendu en thérapeutique de très précieux services, d'autres dont les débuts brillants n'ont pas été suivis d'une longue carrière. L'insuccès de ces derniers a une cause commune; ils avaient été introduits dans la pratique trop hâtivement et après une étude insuffisante de leurs propriétés physiologiques.

C'est pour échapper à cet écueil que nous nous sommes proposé de grouper dans ce travail les principales recherches dont la méthylacétanilide a été l'objet. Pour plus de facilité et afin d'assigner à ce corps un nom accessible à toutes les mémoires, on lui a donné dans la pratique le nom d'EXALGINE (de Eξ, hors, et Aλγος, douleur). C'est sous ce nom que nous désignerons désormais dans ce travail la méthylacétanilide.

Pour éviter à la fois le reproche d'injustice ou d'ingratitude, nous rappellerons que la découverte de ce corps est due à Hofmann, qui le décrivit en 1874. Sa formule, que nous ne donnons que pour mémoire, correspond au groupement suivant : $C^6 H^5$, AZ, $CH^3$, $C^2 H^3 O$. Ce corps est maintenant préparé en France par MM. Brigonnet et Naville, qui sont parvenus, par des procédés nouveaux, a l'obtenir à un état de pureté absolue.

Le produit sur lequel ont porté jusqu'à ce jour les recherches de thérapeutique expérimentale et clinique, faites en France, se présente sous la forme de fines et longues aiguilles blanches, ou en larges tablettes prismatiques blanches, suivant qu'on l'obtient par cristallisation ou par fusion.

L'*Exalgine* est peu soluble dans l'eau froide. Toutefois, il résulte des expériences de M. le Dr Gaudinau (*Th. de Paris, 1889*), qu'à la température de 23° C., un litre d'eau dissout 14 grammes d'*Exalgine*; on peut arriver à corriger cette faible solubilité en alcoolisant l'eau et, au point de vue thérapeutique c'est un avantage, puisque l'addition d'une faible quantité d'alcool assure la stabilité des solutions, tout en les rendant plus agréables.

L'*Exalgine* présente un autre avantage, non moins favorable à son introduction dans la thérapeutique, c'est qu'*elle n'a ni odeur ni saveur*. De telle sorte que son administration aux malades devient d'une extrême facilité, puisqu'elle ne peut en aucune façon provoquer leur répugnance. Nous reviendrons sur ce point en étudiant les formes pharmaceutiques que l'on a données à l'Exalgine.

Nous disions plus haut que de la constitution moléculaire des corps on pouvait déduire certaines indications touchant leurs propriétés thérapeutiques. C'est ce qu'ont fait MM. Dujardin-Beaumetz et Bardet dans une Communication adressée à l'Académie des Sciences, en Mars 1889. Il résulte de cette très intéressante note que l'*Exalgine*, tout en possédant les propriétés générales des autres corps empruntés à la série aromatique, c'est-à-dire se montrant à la fois antiseptique, antithermique, analgésique, possédait d'une manière prépondérante cette dernière propriété. Nous n'entrerons pas ici dans les considérations d'ordre chimique pur qui ont inspiré justement ces deux auteurs, mais n'oubliant pas que nous parlons à des médecins, nous allons vérifier les déductions théoriques de MM. Dujardin-Beaumetz et Bardet, en nous basant sur l'analyse expérimentale de l'action physiologique de l'*Exalgine*. Ce travail a été fait par différents auteurs français et étrangers, dont nous analyserons ci-après les publications.

## CHAPITRE II

### Action physiologique de l'Exalgine

Il ne faut pas demander à l'analyse physiologique plus qu'elle ne peut donner et il serait téméraire d'adapter rigoureusement les enseignements qu'elle fournit à la clinique.

L'homme avec son organisation compliquée, rendue encore plus délicate par l'éducation et les habitudes de la vie sociale moderne, est un réactif autrement sensible qu'une grenouille ou qu'un cobaye. Néanmoins, en sachant observer avec sagesse et en ne déduisant pas hâtivement, on tire de l'expérimentation des données de la plus haute importance, sur le système organique plus particulièrement impressionné, sur la toxicité du produit employé et partant sur sa posologie. Le clinicien trouve donc deux éléments importants dans les résultats donnés par l'expérimentation :

1° L'indication thérapeutique.

2° La posologie, c'est-à-dire la limite numérique ou pondérale en deçà de laquelle on peut obtenir un effet utile et appréciable sans produire d'effet toxique. *Primum non nocere.*

On conçoit sans peine qu'un médicament agissant comme sédatif sur le système nerveux, sera beaucoup plus difficile à expérimenter sur des animaux inférieurs, aussi donnerons-nous dans cette étude, une importance beaucoup plus considérable aux enseignements fournis par l'expérimentation clinique.

Il résulte en effet des expériences réalisées sur les animaux, que *l'Exalgine* agit sur l'axe cérébro-spinal. *A dose toxique*, après une période d'excitation caractérisée par des phénomènes d'impulsion, de tremblement, de l'anxiété respiratoire, on voit la paralysie et en particulier l'arrêt de la circulation survenir.

Une indication des plus précieuses ressort encore des résultats fournis par l'expérimentation physiologique. *A dose non toxique*, la sensibilité à la douleur disparaît quoique la sensibilité tactile persiste.

Si dans la période d'excitation et à la suite de mouvements convulsifs, on constate *nécessairement* une élévation de température, à des doses moindres on observe un abaissement de cette même température. L'expérimentation vérifie donc les *a priori* énoncés dans nos considérations générales, puisqu'elle démontre :

1° Que l'*Exalgine* est un analgésiant puissant ;

2° Qu'elle est également antithermique.

La succession de ces phénomènes s'observe aussi chez les animaux supérieurs. *A dose toxique*, nous voyons se produire des accidents convulsifs ; *à dose plus faible*, on observe seulement un peu d'agitation et de l'anhélation. Dans le premier cas, la température s'élève, dans le second, ou elle reste stationnaire ou elle s'abaisse quel que soit le mode d'administration du médicament (injections sous-cutanées, voie stomacale, lavement), le mode d'action de l'*Exalgine* se montre identique. Un fait extrêmement intéressant est l'action exercée par l'*Exalgine* sur le globule sanguin, dont elle modifie la vitalité et l'oxygénation par production de méthémoglobine. L'urine n'est pas modifiée dans sa constitution. Elle ne renferme pas d'albumine.

Nous proposant ici de faire un travail clinique, pouvant servir à éclairer les médecins praticiens sur la valeur thérapeutique de l'*Exalgine*, nous ne reproduirons pas dans leurs détails les expériences physiologiques. Il nous suffit d'en extraire les enseignements utiles à l'application clinique du médicament.

Il est un point sur lequel le praticien doit être tout d'abord fixé : *L'Exalgine est un médicament actif, et qui par conséquent doit être employé à petites doses.*

La dose maxima pouvant être administrée en une seule fois à un adulte, oscille entre 0 gr. 20 et 0 gr. 60 centigr. Il est prudent de ne pas dépasser la dose de 0 gr. 80 centigr., *administrée en deux fois*, dans les vingt-quatre heures.

M. le Dr Desnos, médecin de l'hôpital de la Charité, a dépassé les doses d'*Exalgine* qui avaient été fixées par MM. Dujardin-Beaumetz et Bardet (voir Comptes-rendus du Congrès de thérapeutique), et il a administré l'*Exalgine* à des doses supérieures à 0 gr. 80 centigr. Ce savant praticien aurait obtenu ainsi la guérison de *vieilles sciatiques*, ayant résisté jusque-là à toute autre médication : M. Desnos a bien observé les phénomènes d'ivresse et de vertige décrits par MM. Dujardin-Beaumetz et Bardet, toutefois il ne leur reconnait aucune gravité.

Quoiqu'il en soit, M. Dujardin-Beaumetz se basant sur ce fait qu'administrée à des doses moindres, l'*Exalgine* s'est montrée très efficace, insiste prudemment pour qu'on ne dépasse point les doses qu'il a fixées cliniquement et expérimentalement. Nous ne pouvons que l'approuver et engager nos lecteurs à suivre son exemple.

Dans une communication faite à l'Académie des Sciences le 18 Mars 1889, MM. Dujardin-Beaumetz et Bardet, avaient établi par leurs recherches expérimentales, l'action physiologique de l'*Exalgine*. Les résultats ont été confirmés par des expérimentations ultérieures.

L'*Exalgine* agit plus énergiquement sur la sensibilité que sur les centres thermogènes. Cette action analgésique, disent les auteurs, est supérieure à celle de l'antipyrine et cela dans toutes les formes de névralgies, y compris les névralgies viscérales. L'*Exalgine* ne produit pas d'irritation intestinale.

Dans la *polyurie diabétique*, l'*Exalgine* diminue à la fois la quantité d'urine et la proportion de sucre.

L'*Exalgine* agit à des doses beaucoup moindres que l'antipyrine ; elle est à la fois: *analgésique*, *antithermique* et *antiseptique*. Ces faits ont été confirmés dans une nouvelle communication faite par M. le Dr Bardet, le 27 mai 1889, à la Société de thérapeutique.

Au congrès international de thérapeutique et de matière médicale tenue au mois d'août 1889, l'infatigable collaborateur de M. Dujardin-Beaumetz, M. le Dr Bardet a confirmé à nouveau tous les faits qu'il avait précédemment établis.

M. le Dr Gaudinau, qui a fait de nombreuses expérimentations cliniques avec l'*Exalgine*, donne les précieuses indications suivantes: L'action thérapeutique de l'*Exalgine* est surtout remarquable en ce qu'elle s'adresse tout d'abord au système nerveux.

Aux doses médicamenteuses sus-énoncées, l'action analgésiante s'observe sans production de cyanose, parce que l'action sur le système nerveux sensitif précède l'action sur le système circulatoire.

L'*Exalgine* diminue l'excrétion urinaire. Cette constatation est extrêmement importante parce qu'elle renferme une contre-indication, en ce sens que l'administration de l'*Exalgine* devra être proscrite dans tous les cas où le malade atteint d'une maladie infectieuse fébrile, a besoin de tous ses émonctoires pour éliminer les *toxines* produites par l'économie.

Pour ce qui regarde l'administration de l'*Exalgine* aux fébricitants surtout dans le cours des maladies infectieuses, nous ne pouvons qu'approuver hautement l'opinion exprimée par MM. Dujardin-Beaumetz et Bardet, dans le *Bulletin général de thérapeutique* du 7 Septembre 1889.

L'élévation de la température dans les maladies infectieuses n'est qu'un symptôme et son abaissement ne modifie en rien la gravité, la durée non plus que la léthalité de la maladie. Dans ces conditions il parait inutile, disent ces auteurs, de recourir pour abaisser la température à des médicaments capables de provoquer des dépressions dangereuses dans des affections où l'état général a besoin au contraire d'être tonifié et relevé.

Le Dr Buisson a publié, dans le *Bulletin général de thérapeutique* du 15 Mars 1891, l'observation d'un malade, auquel on avait administré par erreur *quatre grammes* d'*Exalgine* en vingt-quatre heures. Le malade présenta seulement des vertiges violents, qui disparurent dans la nuit sans laisser de traces. A petite dose l'*Exalgine* ne produit ni bourdonnements d'oreille ni étourdissements, mais quand la dose donnée d'emblée est un peu élevée ou que le malade a une susceptibilité individuelle particulière, des phénomènes analogues à ceux de l'ivresse peuvent se manifester. Ces phénomènes de courte durée ne sont pas inquiétants.

## CHAPITRE III

### Indications thérapeutiques de l'Exalgine

L'*Exalgine* est un médicament qui s'adresse à l'élément *douleur*. Bien souvent, comme cela résulte des observations cliniques, l'*Exalgine* non seulement supprime l'effet, mais aussi la cause.

#### Douleurs rhumatismales erratiques ou localisées

(V. Th. Gaudinau, p. 49 et suiv.).

Il nous faudrait un volume pour reproduire les centaines d'observations cliniques qui ont été prises.

Sur dix-neuf observations rapportées par l'auteur, observations dans lesquelles l'*Exalgine* a été administrée à la dose moyenne de 0 gr. 40 aussi bien dans le rhumatisme chronique que dans le rhumatisme aigu, alors même que le salicylate de soude avait échoué, nous comptons dix-huit succès.

Les seuls phénomènes observés ont été une sensation d'ivresse ou d'étourdissement se produisant soit quelques minutes, soit une demi-heure après l'administration du médicament.

### Douleurs névralgiques de cause complexe ou indéterminée

Dans les diverses observations prises dans le service de M. Dujardin-Beaumetz et sous son contrôle immédiat, les douleurs occupaient la tête, l'estomac, les articulations, les muscles, etc.

La dose moyenne et quotidienne de 0 gr. 40 d'*Exalgine* a suffi, sauf *dans un cas*, à faire disparaître la douleur. Les malades considérés comme guéris ont pu quitter l'hôpital. Les médecins savent combien la *névralgie faciale* se montre rebelle à la médication calmante, or, d'après les observations précitées, nous constatons que dans tous les cas où l'*Exalgine* a été administrée, les malades ont pu également quitter l'hôpital ne souffrant plus du tout et considérés comme guéris.

### Névralgie sciatique

La liste serait longue des médications dirigées contre les douleurs lancinantes ou continues causées par cette névrite.

Or, sur six observations recueillies par le Dr Gaudinau, nous voyons que quatre fois l'*Exalgine* administrée pendant un petit nombre de jours a suffi pour débarrasser les malades de leurs manifestations douloureuses.

### Névralgie intercostale, névralgie scapulaire

L'*Exalgine* a fait cesser les douleurs.

### Gastralgie, Entéralgie

On sait combien les douleurs suivant chacun des repas plongent par leur persistance et la ponctualité de leur retour, les malades qui en sont atteints, dans un état voisin du découragement et de la mélancolie.

L'*Exalgine* administrée, soit avant, soit pendant les crises, à la dose variant entre 0 gr. 20 et 0 gr. 40, fait disparaître ces manifestations douloureuses au bout de très peu de jours.

### Migraines, Névralgies sous orbitaires

Les migraineux d'origine neurasthénique ou d'origine gastrique sont légion. On conçoit quelle ressource offre au médecin un médicament capable de rendre la liberté d'esprit et l'activité physique aux malheureux qui souffrent souvent périodiquement de ces douleurs atroces, les rendant absolument incapables de se livrer à aucune occupation.

Or, nous voyons dans les observations publiées (*loc. citat.*) que l'*Exalgine* a toujours fait disparaître les phénomènes douloureux, à des doses variant entre 0 gr. 20 et 0 gr. 40.

### Phénomènes douloureux dans la tuberculose

Quand le médecin se trouve désarmé devant une tuberculose à marche envahissante et continue, et qu'il en est réduit à une thérapeutique symptomatique, ce qui constitue malheureusement son rôle unique dans bon nombre de cas, c'est pour lui une grande consolation et pour le malade un précieux adoucissement que de pouvoir supprimer les phénomènes douloureux que présentent si souvent les tuberculeux. La douleur en effet, chez ces malheureux, si elle ne produit pas la fièvre, contribue à l'entretenir. Ils ne dorment pas, leurs sueurs nocturnes sont plus abondantes.

Il résulte des observations prises dans le service de

M. Dujardin-Beaumetz, que l'influence de l'*Exalgine* fait disparaître les phénomènes douloureux dans la majorité des cas.

### Névralgies d'origine dentaire

De telles névralgies ne sauraient être considérées comme *essentielles*, elles sont bien au contraire la résultante d'une lésion connue, la carie dentaire, impliquant l'inflammation par voie d'organismes microscopiques de la pulpe dentaire, contenant comme chacun le sait des filets nerveux sensitifs très nombreux et importants. Si l'*Exalgine*, comme cela est démontré par l'expérimentation clinique, parvient même dans ces cas à abolir la douleur pour un espace de temps plus ou moins considérable, il serait absurde de considérer les malades comme guéris. Il est en effet absolument certain que si l'on n'a point recours à des soins spéciaux pour guérir la carie, les douleurs qu'elles provoquent réapparaîtront tôt ou tard. Néanmoins, on voudra bien reconnaître que c'est encore un médicament précieux que celui qui permet à un malade atteint d'odontalgie de pouvoir être soulagé au bout de quelques minutes.

A côté de ces névralgies d'origine dentaire bien caractérisée, il en est d'autres dont l'origine locale est moins nettement connue, nous voulons parler de ces névralgies occupant tout une partie d'un maxillaire ou localisées à une ou deux dents saines au moins en apparence. On sait maintenant depuis les recherches anatomiques publiées dans ces dernières années que le mode de fixation des dents au maxillaire peut être absolument assimilé à ce genre d'articulation connu des anatomistes sous le nom de *Gomphose*. On s'explique facilement alors, comment des manifestations rhumatismales peuvent se localiser uniquement sur l'articulation dentaire, comme sur n'importe quelle autre articulation.

Dans ces cas de périostite rhumatismale l'*Exalgine* donne les meilleurs résultats. On peut même dire que ses effets sont constants.

### Douleurs fulgurantes de l'ataxie locomotrice

L'ataxie locomotrice est une ces affections redoutables et à longue échéance dans lesquelles les ressources thérapeutiques de la médecine et le dévouement du médecin sont soumis à une rude épreuve. On peut jusqu'à un certain point se pardonner de ne point guérir quand on soulage son malade de ces douleurs fulgurantes atroces contre lesquelles les patients invoquent le secours de la thérapeutique.

Les observations prises dans le service de M. Dujardin-Beaumetz, montrent que dans l'espace de quelques jours l'*Exalgine* peut faire disparaître les douleurs fulgurantes des ataxiques.

Notons une fois de plus que ces résultats favorables ont été obtenus, sans que l'*Exalgine* ait produit autre chose que des troubles extrêmement légers et fugaces dont nous avons parlé, et encore ne les a-t-on pas observés chez tous les malades auxquels ce médicament a été administré.

Dans une communication faite à l'Académie de médecine, dans la séance du 7 octobre 1890, M. Desnos a confirmé les recherches de ses prédécesseurs sur l'action physiologique de l'*Exalgine*. Comme MM. Dujardin-Beaumetz et Bardet, il signale l'action spéciale de ce médicament sur le bulbe et l'axe cérébro-spinal.

Avec une forte dose de 0 gr. 75., on peut observer une cyanose légère et éphémère, mais jamais les malades n'éprouvent ni oppression ni dyspnée.

En tête des affections essentiellement caractérisées par la douleur, que M. Desnos a soumises à l'action de l'*Exalgine*, figurent les névralgies et notamment les névralgies faciales, reconnaissant pour cause le froid ou l'état rhumatismal. Presque tous les malades qui en étaient atteints en ont tiré bénéfice. Les névralgies des membres : sciatiques, névralgies du plexus brachial ou du tronc (névralgies intercostales), les névralgies viscérales, ovaralgies, hystéralgies, coliques néphrétiques, sont aussi justiciables de l'*Exalgine*. Le rhumatisme musculaire est également modifié par ce médicament.

En résumé, termine M. Desnos, l'*Exalgine* est un précieux médicament qui pourra réussir dans beaucoup de cas où les analgésiques de même ordre auront échoué.

### Manifestations douloureuses d'origines diverses, traitées par l'Exalgine

Le Dr Gorodicze a fait à la Société clinique des praticiens de France (Novembre 1890) une communication que nous résumons ci-après :

J'ai pu réunir dit le Dr Gorodicze, cinquante-quatre observations de malades, chez lesquels le phénomène douleur était le symptôme le plus saillant de la maladie et où les effets analgésiques de l'*Exalgine* se sont fait sentir, à la plus grande joie de mes malades et à la satisfaction de leur médecin. L'*Exalgine* agissant sur la sensibilité à une dose relativement faible, M. Gorodicze n'a pas observé les troubles circulatoires ou calorifiques que l'on constate si souvent avec les analgésiques tels que l'antipyrine par exemple.

En résumé, sur cinquante-quatre observations s'adressant à des manifestations douloureuses d'origines diverses, M. Gorodicze n'a enregistré que dix insuccès.

### Travaux publiés à l'Étranger sur l'Exalgine

Non seulement l'*Exalgine* a été l'objet de nombreux travaux en France, mais encore à l'Étranger. Tous nos lecteurs connaissent certainement les travaux considérables du grand pharmacologue anglais le Dr Th. Fraser. Celui-ci a expérimenté l'*Exalgine* à l'hôpital royal d'Edimbourg et a fait connaître le résultat de ses expériences dans le *British Medical Journal* (15 février 1890). Sur quatre-vingt-huit observations nous voyons que dans soixante-sept l'*Exalgine* a donné de bons résultats. Aussi le Dr Th. Fraser conclut-il que c'est dans les névralgies que l'*Exalgine* réussit le mieux. Il ajoute qu'elle doit prendre une place importante parmi les remèdes qui s'adressent à la douleur et qu'elle présente cet avantage énorme de ne produire aucun des inconvénients et des troubles qui accompagnent l'action de la plupart des autres analgésiques, ou même des dangers qui sont inséparables de l'emploi du plus puissant d'entre eux. Les expériences du professeur Th. Fraser ont ceci de particulier, qu'elles ont été faites avec des doses très minimes, soit de 3 à 10 centigrammes, répétées pendant longtemps quand cela était nécessaire.

En Angleterre également le Dr G. Herschell, de Londres, a publié dans le *British Medical Journal* (19 juillet 1890) des observations intéressantes sur l'*Exalgine.* Il a obtenu d'excellents effets analgésiques, dans *soixante-dix cas sur cent* et avec des doses de 10 à 30 centigrammes seulement. Il signale des cas particulièrement heureux d'ataxie locomotrice, de névralgies faciale et sciatique, etc.

Dans ce même journal le Dr J. Farrar de Londres, rapporte les résultats favorables qu'il a obtenus et celui-ci en particulier : dans un cas de cancer du foie, accompagné de douleurs intenses, il a constaté un succès tout à fait inespéré, c'est-à-dire une diminution complète de la douleur avec deux doses de 0 gr. 15 chacune, administrées à deux heures d'intervalle.

En Allemagne des recherches ont été également faites sur l'action thérapeutique de l'*Exalgine*, par le Dr Rabow de Berlin (*In thérapeutische Monatshefte*, mai 1890). Les résultats ont été également extrêmement favorables.

Le professeur Rabow dit que dans les migraines et les maux de tête de toute espèce, l'*Exalgine* à la dose de 0 gr. 25 soulage la douleur d'une façon plus efficace que l'antipyrine à la dose de un gramme.

L'*Exalgine* a donné également d'excellents résultats dans les névralgies pourtant si intenses du nerf trijumeau.

Il signale également les effets sédatifs constants qu'il a obtenus dans des cas de névralgies dentaires.

Un autre auteur allemand, le Dr Heintz a obtenu aussi de bons effets de l'*Exalgine*, dans des cas d'influenza à forme névralgique, ainsi que dans des cas de migraine, de rhumatisme musculaire et articulaire et seulement avec des doses variant entre 0 gr. 20 et 0 gr. 50.

### Traitement de la chorée par l'Exalgine

Dans une communication faite à l'Académie de médecine de Paris et rapportée dans le *Bulletin général de thérapeutique* du 30 novembre 1890, le Dr Moncorvo de Rio-Janeiro, membre correspondant étranger de l'Académie, a exposé les résultats qu'il avait obtenus avec l'*Exalgine* dans la médication infantile. Ce qu'il y a de particulièrement remarquable dans ce travail, c'est un cas de *chorée* guéri par l'*Exalgine*.

M. Moncorvo dit qu'à la dose de 0 gr. 30 par 24 heures, il a été à même de constater la grande puissance analgésique de l'*Exalgine* et son innocuité chez les enfants ; il a constaté que les résultats étaient beaucoup plus complets qu'avec l'antipyrine et dans des conditions plus favorables puisqu'ils sont obtenus avec des doses quatre fois moins fortes. Plus récemment le Dr Hugo Lœwenthal (*Berl. Klin. Woch.* 15, 1892, no 5, p. 93) a traité 35 malades atteintes de chorée par l'*Exalgine*. Il la donnait à la dose de 0 gr. 20, trois fois par jour; dans quelques cas, il administrait cinq fois cette dose dans de l'eau chaude sucrée. L'âge des malades variait entre 3 à 18 ans ; la forme de la maladie était légère dans quelques cas, grave dans d'autres. La durée du traitement a été fort variable. Une grande partie des malades fut améliorée entre le deuxième et le troisième jour. En résumé tout en reconnaissant que l'*Exalgine* n'est pas un spécifique de la chorée, M. H. Lœwenthal proclame les bons résultats qu'il a obtenus. Le Dr G. Ferrari, médecin de la maison royale d'Italie, a aussi fait connaître le plein succès de l'*Exalgine* employée par lui dans des cas de névralgies rhumatismales, de douleurs tabétiques, de dysménorrhée, etc.

### Travaux récents publiés en France sur l'action analgésiante de l'Exalgine

Le Dr Emile Désiré a fait récemment dans le service de M. Gougenheim à l'hôpital de Lariboisière et sous son contrôle immédiat, une série d'expériences cliniques, qui ont donné un résultat favorable. Les observatious confirment exactement ce que nous avons déjà dit sur l'action thérapeutique de l'*Exalgine.*

M. le Dr Emile Désiré a administré l'*Exalgine*, dans des affections très diverses pour combattre les réactions pathologiques nerveuses, qui influent d'une façon si marquée sur l'état du malade. Sur les trente-deux observations rapportées par l'auteur nous ne relevons que deux échecs. Dans le premier cas il s'agissait d'une femme atteinte de névralgie occipito-faciale, d'origine difficile à préciser. La malade a pris jusqu'à un gramme d'*Exalgine* sans en retirer de bons effets. Le Dr Désiré n'a pas cru devoir dépasser la dose.

Dans le second cas, il s'agissait d'une tuberculeuse éprouvant des douleurs vagues dans la région intercostale et contre lesquelles toutes les médications employées avaient échoué. L'*Exalgine* ne produisit pas un meilleur effet.

Presque tous les cas de guérison notés par M. le Dr Désiré dans son travail ont été obtenus avec des doses de 0 gr. 25. L'auteur ajoute que suivant lui il serait superflu ou même dangereux de pousser plus loin l'expérience, quand avec une dose assez forte, prise plusieurs jours de suite, on n'a pas obtenu de bons résultats.

Dans les névralgies diverses, faciales, intercostales, utérines, le soulagement a été presque immédiat et la guérison complète a été obtenue, au bout d'un ou deux jours à peine.

Bien entendu, l'administration de l'*Exalgine* ne dispense pas de s'adresser à la cause elle-même (chloro-anémie, hystérie, métrite).

L'effet de l'*Exalgine* dit l'auteur nous a semblé aussi net sur les douleurs ostéocopes de la syphilis ainsi que sur les céphalées spécifiques ayant résisté au traitement antisyphilitique le plus énergique.

Avec une dose d'*Exalgine* de 0 gr. 25, les malades qui n'avaient de repos ni jour ni nuit et étaient absolument prostrés, ont été soulagés par les premières doses de médicament et débarrassés complètement de leurs atroces douleurs après plusieurs jours.

### Dysphagie des tuberculeux

Le Dr Désiré a également employé l'*Exalgine* pour combattre la vive douleur de la dysphagie consécutive dont souffrent les tuberculeux présentant un gonflement et de la rougeur de la région aryténo-épiglottique.

Toutefois, dit l'auteur, nous devons ajouter que nous avons difficilement et rarement obtenu la disparition complète de la dysphagie, mais, comme il le fait observer avec juste raison, c'est déjà un bénéfice énorme que de pouvoir soulager des malheureux voués à une mort presque certaine.

### Sciatique — Névralgies

Le Dr Désiré a employé l'*Exalgine* dans quelques cas de douleurs sciatiques et rhumatismales subaiguës. Là, où le salicylate de soude et l'antipyrine avaient échoué, l'*Exalgine* a rendu les plus grands services.

Dans les sciatiques que M. le Dr Désiré a eu à traiter, les résultats ont été moins brillants. Il s'agissait en effet de sciatique de date très ancienne et il y avait *névrite* plutôt que *névralgie*. Il a fallu élever la dose du médicament et en continuer l'usage pendant plus longtemps.

Le Dr Désiré a eu l'occasion de traiter par l'*Exalgine* une névralgie d'origine dentaire liée à l'évolution de la dent de sagesse et en a retiré d'excellents résultats.

L'*Exalgine* a rencontré comme on doit bien le penser ses détracteurs. C'est ainsi que M. le Dr Prevost (de Genève) a publié dans le numéro du 20 mars 1890, de la *Revue Médicale de la Suisse Romande*, un article sur les dangers de l'*Exalgine*. Cet auteur cite un cas d'empoisonnement qui aurait été publié par le *British Medical Journal* du 8 février 1890. Le malade s'était rétabli rapidement. L'un des auteurs de cette observation, M. Lloyd Jones, professeur de physiologie à la Faculté de Leeds, consulté par M. le Dr Bardet, répondit à celui-ci qu'il n'admettait nullement les conclusions de son collaborateur M. Bokenham et qu'il attribuait les accidents constatés à l'état de constipation de la malade ; que pour lui il avait fréquemment recommandé l'*Exalgine* et qu'il avait une opinion très favorable de ses propriétés analgésiques.

Ajoutons que la malade prenait par jour 1 gr. 20 d'*Exalgine !*

Le Dr C. Ainslie Johnston a également publié dans le *British Medical Journal* un cas d'intoxication par l'*Exalgine* prise à petite dose en solution alcoolique, M. le Dr Bardet a voulu connaître l'opinion du savant pharmacologiste Fraser sur ce cas anormal et M. Fraser lui a répondu ce qui suit : « J'ai lu le cas de M. Johnston, du prétendu empoisonnement par l'*Exalgine* et je pense qu'il ne doit pas être accepté sans examen, car il me paraît y avoir des erreurs manifestes dans la description du cas. Les symptômes ressemblent en effet plutôt à ceux de l'empoisonnement par le *whisky* que par l'*Exalgine !* »

### Nécessité d'employer un produit pur

Dans tout ce qui précède nous n'avons envisagé que l'*Exalgine*, produit chimiquement pur, et dont les effets sont toujours identiques à eux-mêmes.

Il y aurait en effet un véritable danger d'employer des produits ne présentant pas un cachet d'authenticité absolue.

C'est ainsi que M. le Dr Bardet a eu entre les mains un médicament d'origine anglaise, étiqueté à la fois : *acéto-orthoto-luide* et *méthylacétanilide*. C'était là, dit M. Bardet, un luxe d'état civil absolument contradictoire, car ces deux corps sont très différents dans leurs effets. Or, d'après l'analyse, ce corps n'était ni de l'*Exalgine* qui fond à 100° ou 101°, ni de l'acéto-orthotoluide, qui fond à 55°-56°, son point de fusion est 58°, de plus les caractères chimiques sont très différents et l'action physiologique n'est point la même.

C'est pourquoi les médecins désirant prescrire à leurs malades la substance employée dans les hôpitaux de Paris devront s'adresser exclusivement aux préparations de la maison Blancard, qui a seule le droit d'appliquer le nom d'*Exalgine* à la méthylacétanilide. Le nom de Blancard est depuis fort longtemps connu par la pureté de ses produits dont l'Académie de médecine a ratifié le succès.

**Formes pharmaceutique de l'Exalgine**

M. Blancard a préparé une solution très stable, contenant 0 gr. 20 d'*Exalgine* pure par cuillerée à soupe.

Cette dose est habituellement suffisante pour produire de bons effets.

Le médecin décidera suivant les cas si cette dose doit être ou non renouvelée dans les vingt-quatre heures.

M. Blancard a eu en outre l'heureuse idée d'appliquer à l'*Exalgine* une des formes pharmaceutiques les plus nouvelles et les plus pratiques, nous voulons parler de la compression de certains médicaments sans adjonction d'aucun véhicule étranger. On obtient ainsi des *comprimés* contenant rigoureusement 0 gr. 05 d'*Exalgine* et 0 gr. 018 de bicarbonate de soude pur. On voit quel parti le médecin et les malades pourront tirer de ces comprimés qui, en raison de leur faible volume, peuvent être conservés dans un flacon minuscule et utilisés au moment du besoin. Leur ingestion est des plus faciles; il suffit de jeter ces *comprimés d'Exalgine*, légèrement effervescents du reste, dans un peu d'eau tiède. Il s'y dissolvent avec la plus grande facilité. A défaut d'eau tiède, on peut avaler ces comprimés avec un peu d'eau à la température ordinaire; l'*Exalgine* trouvera dans l'estomac les conditions de faible acidité qui sont nécessaires à sa solubilité complète.

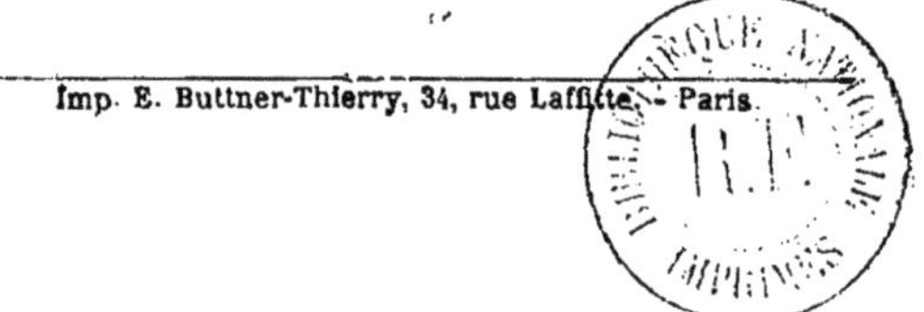

Imp. E. Buttner-Thierry, 34, rue Laffitte. - Paris.

www.ingramcontent.com/pod-product-compliance
Ingram Content Group UK Ltd.
Pitfield, Milton Keynes, MK11 3LW, UK
UKHW020547230726
13925UKWH00006B/2435

9 782014 034813